SENCILLO Y NATURAL
aliviar la tensión

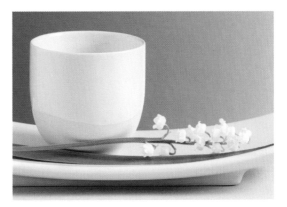

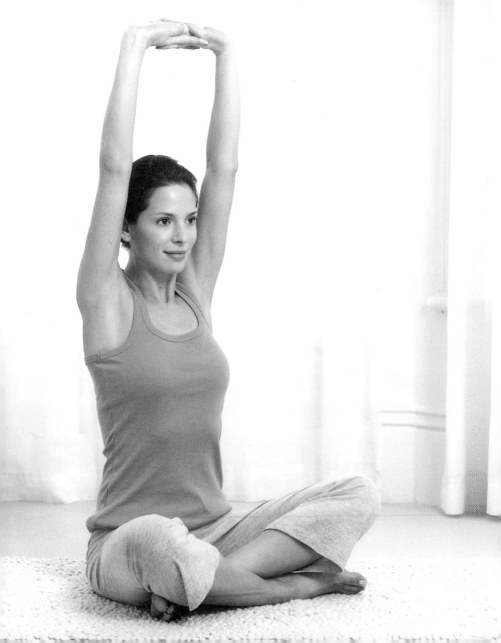

ejercicios de 5 minutos para
cualquier persona
cualquier momento
cualquier lugar

SENCILLO Y NATURAL
aliviar la tensión

BLUME

Anna Selby

BLUME

Título original:
Quick & Easy Stress Busters

Traducción:
David Cáceres González

Revisión técnica de la edición en lengua española:
Juan Antonio Sáez Rodriguez
Licenciado en Educación Física (INEF-Cataluña)
Director del Polideportivo Municipal de Hernani (Guipúzcoa)
Quiromasajista

Coordinación de la edición en lengua española:
Cristina Rodríguez Fischer

Primera edición en lengua española 2010

© 2010 Naturart, S.A. Editado por Blume
Av. Mare de Déu de Lorda, 20
08034 Barcelona
Tel. 93 205 40 00 Fax 93 205 14 41
E-mail: info@blume.net
© 2009 Duncan Baird Publishers Ltd, Londres
© 2009 del texto Anna Selby

I.S.B.N.: 978-84-8076-868-9

Impreso en China

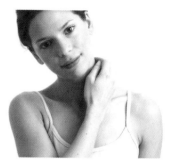

WWW.BLUME.NET

Nota del editor: la información contenida en este libro no pretende ser
un sustituto de ningún tipo de tratamiento ni asesoramiento médico
profesional. Si está embarazada, está tomando medicamentos o sigue algún
tipo de tratamiento por motivos de salud, le recomendamos que consulte
a su médico antes de seguir cualquiera de las prácticas que se describen
en este libro. Ni los editores de este libro ni ninguna de las personas que
han colaborado en él se hacen responsables de los posibles daños y
perjuicios que pueda causar la práctica de los ejercicios y/o las técnicas
terapéuticas contenidas en este libro.

contenido

introducción

La práctica de un deporte de competición, el reto de aprender algo nuevo, la euforia de un viaje de aventuras... todas estas situaciones aumentan la tensión, aunque, sin ellas, la vida sería insípida. Solemos considerar la tensión como algo negativo, pero nos olvidamos de que, en su justa medida, es necesaria para ponernos en marcha. Necesitamos cierta dosis de tensión y estrés en nuestras vidas; pueden incluso ayudarnos. Pero todas estas tensiones «buenas» tienen un aspecto en común: persiguen un fin determinado. Cuando esperamos algo, nos ponemos nerviosos y no podemos pensar en otra cosa, pero cuando ha pasado (ya sea una fiesta, un partido o un examen) podemos calmarnos y la vida vuelve a la normalidad.

Los problemas surgen cuando las situaciones estresantes y nuestra relación hacia ellas se convierten en crónicas. El cuerpo humano no ha cambiado en exceso desde la prehistoria, cuando el estrés se debía normalmente al peligro de muerte y requería una respuesta física inmediata de enfrentamiento o huida. Nuestro organismo todavía responde de la misma manera: las glándulas suprarrenales liberan una hormona, la adrenalina (epinefrina), mientras que el sistema nervioso simpático «pone el turbo» y desvía la sangre hacia el corazón y los músculos esqueléticos en detrimento de los sistemas que no la necesitan para pelear o emprender la huida, por ejemplo, la piel o el aparato digestivo.

Estas reacciones físicas del organismo no son, a corto plazo, nocivas. Pero las tensiones diarias, entre ellas los desplazamientos de casa al trabajo y viceversa, la presión excesiva en el entorno laboral, las preocupaciones económicas persistentes o la agitación propia de la vida y sus distintas etapas pueden contribuir a generar un nivel constante de estrés que nos arrastra a un círculo vicioso: el estrés mental y emocional afecta a nuestro cuerpo, y el estrés físico afecta a la mente. Algunos de los síntomas físicos del exceso de tensión son dolores de cabeza, erupciones cutáneas o trastornos digestivos, mientras que los mentales pueden ir desde el insomnio y el agotamiento hasta los sentimientos de ira, la impotencia o la depresión.

abordar el estrés

¿Qué se puede hacer para luchar contra las reacciones que provoca la tensión? Existen dos enfoques básicos: el ejercicio y la relajación. Cuando el organismo se ha cargado de adrenalina a consecuencia de una situación estresante, el ejercicio actúa de válvula de escape. Además, el ejercicio enérgico produce endorfinas, los opiáceos naturales del cuerpo que nos «colocan» durante un tiempo. El ejercicio también alivia la tensión mental y emocional: mientras lo practicamos la mente centra su atención en la actividad corporal.

Mediante técnicas de relajación se puede evitar que el estrés se vuelva perjudicial induciendo un estado de tranquilidad física y mental. Entre ellas se incluye la meditación en movimiento y también la estática, ya que cuando la mente se relaja, el cuerpo también lo hace, y al revés. A veces, con sólo relajar el cuerpo la energía parece recobrarse. Por su parte, este flujo de energía renovada potencia la fuerza del organismo e incluso el sistema inmunitario y nos hace sentir confiados y en forma.

cómo utilizar este libro

Esta obra abarca una gran variedad de ejercicios y técnicas de meditación y trabajo corporal, pero todos ellos son tan sencillos y rápidos que podrá ponerlos en práctica siempre que se sienta bajo presión. Hojee el libro y, si algo le llama la atención, láncese. Los dos primeros capítulos se componen de ejercicios para distintos momentos y situaciones del día a día. El tercer capítulo trata la tensión de zonas concretas del cuerpo, y el cuarto ofrece alternativas para levantar el ánimo cuando se está decaído. En el capítulo quinto se explican algunas técnicas para aliviar la tensión junto a su pareja. Si dispone de más tiempo o si quiere alcanzar un nivel de relajación más profundo, puede crear sus propios ejercicios de forma secuencial (*véanse* págs. 124 y 125). A continuación se resumen brevemente las distintas disciplinas en las que se basan los ejercicios; entre las páginas 16 y 19 encontrará algunos consejos generales sobre su práctica.

chi gung

El sistema terapéutico conocido como *chi gung* se originó en China hace más de 2.000 años. Los ejercicios se basan en el concepto de *chi*, la energía universal

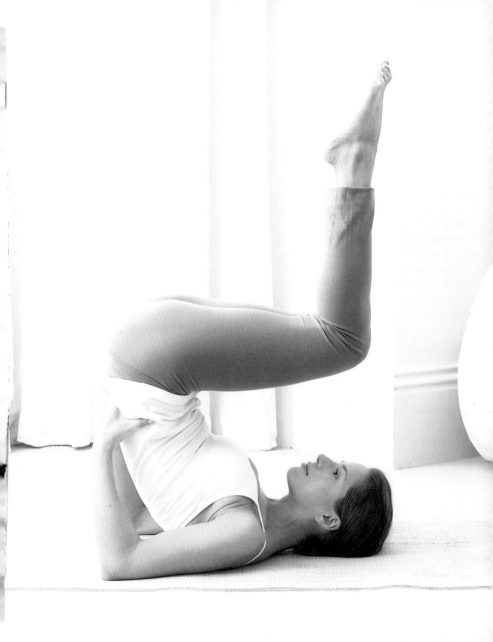

que, de acuerdo con la medicina china, fluye en todo, desde las estrellas a la más humilde hormiga. El *chi* fluye por el cuerpo siguiendo una red de meridianos no muy distinta al sistema nervioso o circulatorio, y es la fuerza que nos da vida y estimula el organismo y la mente. Cuando fluye libremente estamos en armonía, pero cuando está bloqueado e interrumpe su curso perdemos vitalidad. Las técnicas de *chi gung* fomentan el flujo de *chi*, regeneran y relajan. Si dispone de algunos minutos antes de empezar a practicarlo, cierre los ojos y respire profunda y relajadamente cinco veces. Mantenga esta respiración mientras se ejercite.

masajes

Quizá piense en los masajes como el súmmum del lujo y se los imagine entre aceites esenciales y masajistas expertos de dedos milagrosos. Pero, en realidad, todos podemos aprender a dar un masaje, una de las formas más sencillas y eficaces de aliviar el estrés, estimular la mente y descargar y relajar los músculos tensos. La mayoría de los que se incluyen en este libro son rápidos «automasajes» que pueden adaptarse a casi cualquier situación. Se centran en zonas concretas donde todos acumulamos tensión, por ejemplo, los hombros, el cuello y la cara, y derivan de distintos tipos de masajes, entre ellos el *shiatsu*, la reflexología o la aromaterapia. Los masajes también son formas de relajación ideales para compartir con la pareja o un amigo; en el capítulo cinco encontrará algunas propuestas.

Si desea utilizar aceites esenciales en un masaje, elija los que tengan propiedades revitalizantes y relajantes, por ejemplo, los de lavanda, rosa, azahar (nerolí), ylang ylang, geranio, jazmín o bien de cítricos. Diluya 25 gotas de aceite esencial en 50 ml de aceite base, por ejemplo de almendra o de pepitas de uva. Si va a utilizar la mezcla en el rostro, reduzca la cantidad de aceite esencial a la mitad, a menos que utilice un tipo de aceite que pueda emplearse directamente sobre la piel como los de lavanda y rosa. Tenga en cuenta que algunos aceites esenciales no son recomendables si está embarazada.

meditación

El objetivo de la meditación es entrenar la mente para inducirla a un estado de serenidad y tranquilidad, lo que la convierte en una herramienta eficaz para hacer frente a la tensión. Las personas que la practican regularmente disfrutan, además, de beneficios físicos como menor tensión arterial y una mejora de la circulación. La mayoría de quienes meditan también aseguran tener una mayor claridad mental al pensar, mejor memoria y concentración y la capacidad de conservar la calma.

Lo más importante que conviene recordar al aprender a meditar es que es inevitable que nos asalten los pensamientos. No se desanime ni sea crítico consigo mismo si acuden a su mente preocupaciones, ideas o listas de cosas. Manténgase en calma ante estas distracciones, no entre en valoraciones y deje

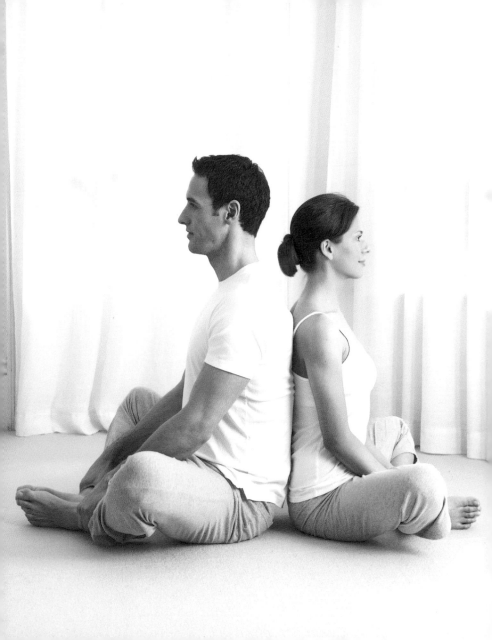

que desaparezcan. Después vuelva a centrarse en la meditación. No tiene por qué sentarse en una posición de yoga, ni siquiera en el suelo… la meditación funcionará igual de bien si está sentado en una silla. Sólo tiene que encontrar un lugar tranquilo, sentarse adoptando una posición que despliegue y ponga recta la columna vertebral, tomarse unos minutos para centrarse en su cuerpo y dejar escapar cualquier tensión o preocupación antes de empezar.

pilates

Esta técnica recibe el nombre de su creador, Joseph Pilates, que la desarrolló para combatir su propia debilidad física y para ayudar a los demás a recuperarse tras sufrir una lesión. Funciona a un nivel más sutil y a la vez más profundo que otros tipos de ejercicio. Si alguna vez ha salido del gimnasio tan estresado como ha entrado, quizá se deba a que utiliza de manera rutinaria alguna máquina y su mente no participa en el proceso, por lo que se evade y vuelven a aflorar las preocupaciones. El método pilates se llama a veces «ejercicio de pensamiento», y para su práctica se requiere una especial sincronía entre cuerpo y mente. A consecuencia de ello se adquiere un sentido de plenitud e integración propio de la meditación y las técnicas de movimiento orientales. La concentración es uno de los seis principios básicos del sistema y refleja la cita del poeta Schiller preferida por Joseph Pilates: «Es la mente la que pone en acción al cuerpo».

Pilates se ha utilizado inicialmente como técnica de rehabilitación para bailarines, por eso se incluyen algunos movimientos de danza junto con los de pilates, elegidos por su capacidad para relajar naturalmente determinadas partes del cuerpo o simplemente porque los movimientos en sí tienen efectos reconfortantes.

reiki

Muchas personas creen que el *reiki* es un tipo de masaje. Sin embargo, se trata de un trabajo energético cuyos practicantes creen que se originó en el Tíbet antes de ser redescubierta por un monje japonés en el siglo XIX. El *reiki* es un método de sanación natural que busca reavivar la fuerza vital y equilibrar las energías del cuerpo. Cuando alguien recibe *reiki* se «abre» para canalizar la energía de la vida universal mediante la relajación mental y la visualización de la energía atravesando el cuerpo hasta llegar a las manos.

El *reiki* es especialmente efectivo para afrontar problemas relacionados con el estrés, por ejemplo los dolores de cabeza o la baja inmunidad. También puede ayudar a tratar el dolor, fomentar la claridad mental y elevar el espíritu lastrado por la ansiedad. Se puede practicar en solitario o en parejas. Si lo practica acompañado, tenga en cuenta que lo que se trasmite no es la propia energía del dador y que ambos saldrán reforzados de la experiencia.

yoga

Las posturas de yoga o asanas son un conocido antídoto antiestrés. Abarcan la totalidad del organismo, incluso los órganos internos, y puesto que al practicarlas la mente se centra en la respiración, mente y cuerpo se unen para formar una especie de meditación en movimiento, que aporta una profunda sensación de tranquilidad y calma.

Todos los ejercicios incluidos son posturas y secuencias simples *hatha yoga*. Algunos de ellos también pueden practicarse de forma más dinámica, por ejemplo en el Saludo al Sol (*véanse* págs. 86-89) puede saltar en vez de ir paso a paso de una posición a otra o moverse continuamente en lugar de mantenerlas. También se describe una meditación nidra yoga (sueño yogui) (*véanse* págs. 36 y 37). Si tiene el tiempo suficiente, practique algunas posturas yoga antes de esta meditación, ya que facilitará la relajación del cuerpo y la mente.

otras técnicas

Los ejercicios propuestos en este libro se inspiran, asimismo, en otras muchas técnicas, dos de las cuales merecen una breve explicación:

• **Entrenamiento autógeno.** *Autógeno* significa «generado desde el interior» y es una técnica de relajación que persigue dar las herramientas a quienes la practican para sosegarse de forma rápida y eficaz. El ejercicio de las páginas 90 y 91 describe cuatro pasos paulatinos. Se ha adaptado para que el lec-

15

tor pueda practicar los cuatro a lo largo de un solo día (normalmente durarían varias semanas). A medida que lo vaya dominando descubrirá que puede utilizar el entrenamiento autógeno para calmarse al instante en situaciones de estrés.

- **Hidroterapia.** Esta forma tradicional de naturopatía ha decaído mucho en el mundo anglosajón, aunque sigue formando parte de la asistencia sanitaria dominante en la Europa continental. La hidroterapia estimula los procesos naturales del organismo mediante la aplicación de agua caliente y/o fría. Los tratamientos consisten en baños de distintos tipos, compresas y envolturas que se aplican directamente sobre la piel, masajes con agua, inhalaciones o simplemente movimientos o ejercicios realizados con el cuerpo parcialmente sumergido en agua. Son muchas las personas que consideran que el poder del agua para curar, estimular o relajar es notable y muy beneficioso. La hidroterapia funciona especialmente bien para reforzar el sistema inmunológico, que a menudo se ve afectado negativamente por la tensión.

algunas sugerencias

A continuación encontrará algunos consejos generales que le ayudarán en la práctica de los distintos ejercicios:

- **Ropa.** Si va a practicar pilates, *chi gung* o yoga se sentirá más cómodo llevando ropa holgada, en especial en la zona abdominal.

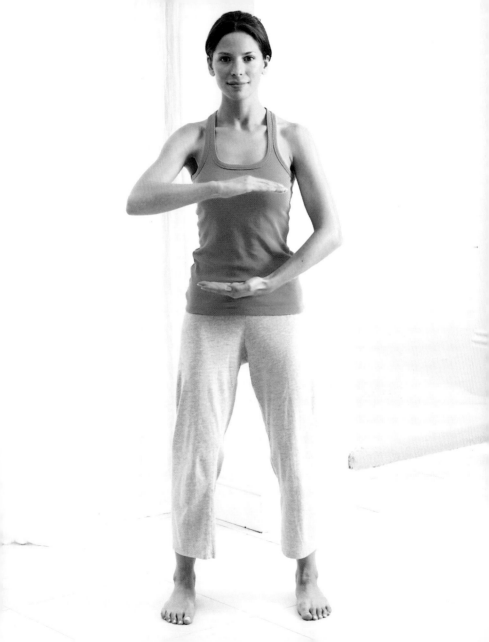

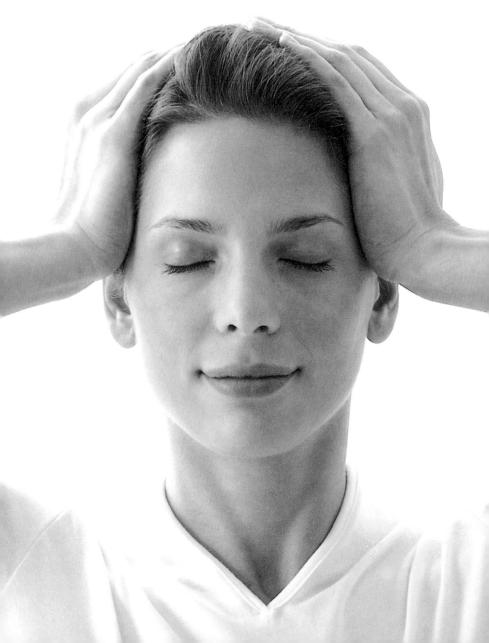

- **Preparación.** Siempre que sea posible, busque un lugar tranquilo donde pueda dejarse llevar y no vayan a interrumpirle. Ponga el teléfono en silencio y el ordenador en modo de espera.
- **Espacio.** Antes de iniciar un ejercicio, lea las instrucciones y compruebe que dispone del espacio suficiente para moverse en libertad en caso necesario. Si va a realizar ejercicios de yoga de pie, se recomienda que lo haga sobre una superficie no resbaladiza, como una alfombra o una colchoneta de yoga.

Hay muchas formas de liberar la tensión e, inevitablemente, unas le funcionarán mejor que otras. Precisamente por eso se incluyen ejercicios tan diversos en este libro. Así que experimente con distintas técnicas y adáptelas a su tiempo y espacio. No tiene por qué practicar el ejercicio «en el sofá» literalmente; pruebe a hacerlo en la cola del autobús. También puede practicar la «meditación matutina» para apaciguar la mente antes de ir a dormir. Anote lo que le haya funcionado, tanto si es una secuencia dinámica de yoga (*véanse* págs. 86-89) como un tratamiento de *reiki* lento y sosegante (*véanse* págs. 50-51). Si encuentra un ejercicio que le resulta de especial ayuda comprométase, en positivo, a practicarlo cada día durante una o dos semanas. Reducir los efectos nocivos del estrés puede mejorar con diferencia la calidad de vida física, mental y emocional... y además de un modo rápido y sencillo.

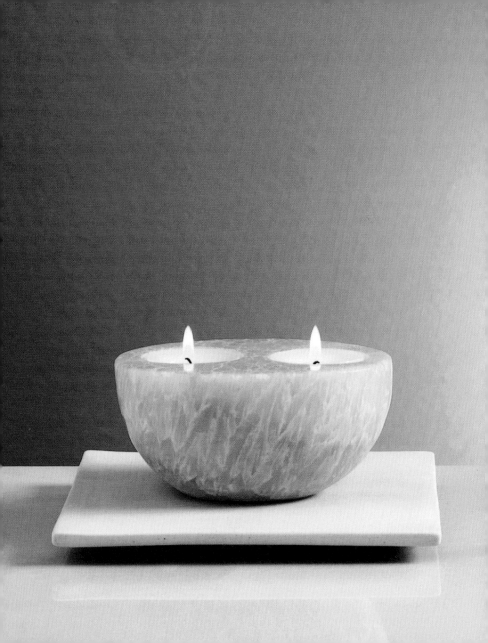

a cualquier hora

Existen distintos motivos para relajarse. Este capítulo busca ayudarle a preparase para las exigencias de un día de trabajo y a enriquecer sus ratos de ocio, a levantarse con un revigorizante ejercicio de *chi gung*, a calmar la mente meditando y a prepararse con un masaje para un sueño reparador.

Puede vencer al estrés y recuperar el control en cualquier momento.

estiramientos

al levantarse **destensante**

despierte su cuerpo y prepárelo para un día largo y ajetreado

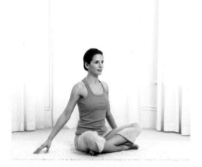 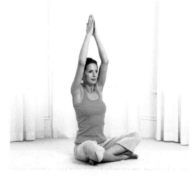

1 Siéntese en el suelo con las piernas cruzadas, la espalda recta y los hombros y el cuello relajados. Si no se siente cómodo eleve ligeramente la cadera con un cojín. Sitúe las yemas de los dedos sobre el suelo, sin presionar, a unos 30 cm de las caderas. Inspire, mantenga la respiración y espire contando hasta cinco cada vez.

2 Sin mover los hombros, respire y alce los brazos con las palmas hacia fuera, hasta que se toquen sobre la cabeza, sin elevar los hombros. Note el estiramiento desde las caderas hasta la punta de los dedos. Procure no estirar el cuello hacia delante. Cuente hasta cinco y baje los brazos. Repítalo cinco veces.

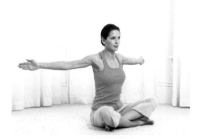

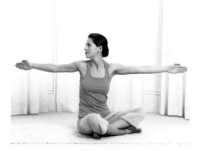

3 Inspire elevando los brazos a la altura de los hombros. Junte las palmas, espire, baje la barbilla hasta el pecho y cuente hasta cinco, manteniéndola allí. Levante la cabeza y respire abriendo los brazos a los lados y atrás mientras cuente hasta cinco. Espire y baje lentamente los brazos. Repítalo cinco veces.

4 Inspire y eleve los brazos lateralmente a la altura de los hombros. Espire y gire a la derecha desde las caderas, de modo que gire toda la parte superior del cuerpo, y mire a la mano derecha. Cuente hasta cinco a la vez que espira. Inspire y vuelva a la posición central; realice el giro a la izquierda. Repítalo cinco veces.

estiramientos
al levantarse

(continuación)

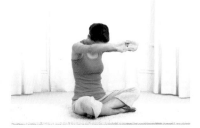 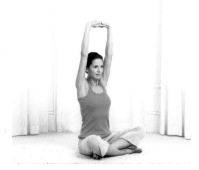

5 Relaje los brazos y cruce los dedos. Inspire y, sin alzar los hombros, estire los brazos hacia delante, girando las muñecas de modo que las palmas miren en dirección opuesta a los hombros. Ahora baje la barbilla hasta el pecho y espire lentamente, estirando los músculos de la parte posterior del cuello.

6 Inspire y levante la cabeza y los brazos, situando las manos cruzadas sobre la cabeza y sin mover los hombros. Perciba el estiramiento en todo el cuerpo. Mantenga la posición mientras cuente hasta cinco. Espire, baje los brazos y también la barbilla al pecho como en el paso 5. Alterne entre estas dos posiciones cinco veces.

24

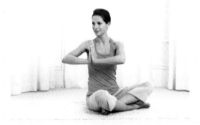

7 Coloque las manos con las palmas juntas a la altura del esternón, los dedos hacia arriba y los antebrazos paralelos al suelo. Inspire y gire todo el cuerpo a la derecha, con la nariz en línea con las manos. Cuente hasta cinco manteniéndose así y espire. Inspire y gire a la izquierda. Repítalo tres veces a cada lado.

8 Baje los brazos y vuelva a colocar las yemas de los dedos en contacto con el suelo. Compruebe la postura: la columna debe estar recta y erguida, y el cuello, los hombros y las caderas completamente relajados. Inspire, mantenga la respiración y espire contando hasta cinco cada vez. Repítalo tres veces.

meditación
matutina

sosegante

prepare la mente para el
resto del día con meditación

1 Siéntese en una posición cómoda, en el suelo, en una silla o en el sofá. Si está en el suelo, cruce las piernas y apoye la espalda en una pared. En una silla o en el sofá ponga los pies planos en el suelo y asegúrese de que la espalda esté recta. Ponga las manos en el regazo y relaje la cara, el cuello y los hombros.

2 Antes de empezar la meditación inspire varias veces profunda y lentamente e intente relajar las áreas en tensión. Deje que afloren los pensamientos o preocupaciones. Admita que tendrá que enfrentarse a ellos y déjelos de lado hasta más tarde. Perciba las zonas tensas del cuerpo y relájelas mientras espira.

3 Cierre los ojos y tome conciencia de la respiración. Empiece a contar la respiración: uno, inspire; dos, espire; tres, inspire, así sucesivamente. Mantenga la respiración constante y profunda. Mientras cuenta, céntrese en la sensación del aire al pasar por la nariz o en cómo sube y baja el abdomen.

4 Cuando pierda la cuenta (es inevitable), simplemente empiece a contar de nuevo. Cuando los pensamientos le distraigan, asúmalos y déjelos de lado. Vuelva a centrarse en la respiración como antes. Siga contando la respiración durante cinco minutos y abra los ojos lentamente; inspire profundamente y estire el cuerpo.

activador para el mediodía
centrante

renueve perspectivas con un grácil ejercicio de *chi gung*

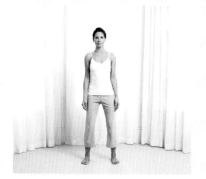 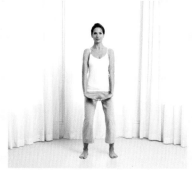

1 Póngase en pie y separe los pies a la distancia de los hombros, con las rodillas ligeramente flexionadas y los brazos, relajados, a los lados. Compruebe que la columna esté erguida e incline la pelvis adelante. Relaje el cuello y los hombros. Inspire profundamente y espire despacio, notando cómo los pies se hunden en el suelo.

2 Coloque las manos adelante, con las palmas mirando al suelo y las puntas de los dedos tocándose. Alargue los brazos para que queden lo más rectos posible sin tensionar los hombros. Levante lentamente los brazos hacia los lados formado un amplio círculo y con las palmas orientadas hacia fuera.

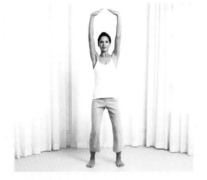

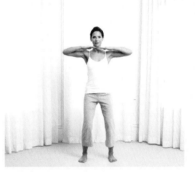

3 Continúe trazando el círculo ascendente hasta que las palmas miren al techo, las manos formen ángulos rectos respecto los brazos y los dedos casi se toquen. Extienda los brazos alejándolos del cuerpo e intente no elevar los hombros. Manténgase así hasta contar hasta cinco.

4 Baje lentamente las palmas hacia el frente. Cuando estén a la altura de la cara, gire las muñecas de modo que las palmas vuelvan a mirar al suelo. Siga bajando las manos hasta que alcancen la posición inicial del paso 2. Repita los pasos 2-4 nueve veces, realizando el movimiento con lentitud y tomando conciencia de él.

reanimador para el
atardecer energizante

descargue la espalda y los hombros con balanceos suaves

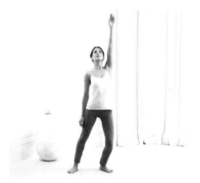 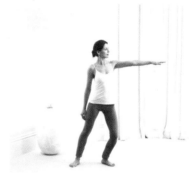

1 Póngase de pie y separe los pies un poco más allá de las caderas, abriéndolos ligeramente. Apoye el peso en el pie izquierdo y flexione la rodilla izquierda hasta alinearla con los dedos de los pies a la vez que levanta el brazo izquierdo y lo estira hacia el techo, alzando la cabeza para mirar la mano. Repítalo hacia el lado derecho. Alterne entre uno y otro nueve veces.

2 Vuelva a la posición inicial del paso 1, pero esta vez extienda el brazo izquierdo a un lado mientras apoya el peso en la pierna izquierda y flexiona la rodilla en línea con los dedos de los pies. Gire la cabeza para seguir cada movimiento del brazo y note cómo se estira el cuerpo. Repítalo hacia el lado derecho y realice el ejercicio nueve veces, cambiando de lado.

3 Deje que los brazos cuelguen a los lados. Flexione las rodillas y gire la parte superior del cuerpo a la derecha; mientras lo hace, deje que los brazos se balanceen suavemente con el cuerpo. Siga con la cabeza la dirección del cuerpo. Mantenga la parte inferior del cuerpo fija, sin que la cadera o las rodillas giren.

4 En un mismo movimiento continuo y delicado, enderece las rodillas y balancéese hacia el frente; a continuación flexione de nuevo las rodillas mientras gira la parte superior del cuerpo a la izquierda. Deje que los brazos basculen libremente, dando impulso al movimiento. Repítalo nueve veces alternando de costado.

1 Póngase de pie con los pies separados a la distancia de los hombros y el peso repartido en ambos pies. Flexione las rodillas y note cómo la columna cae formando una larga línea vertical hacia el suelo. Incline la pelvis adelante para que no sobresalgan los glúteos. Sienta cómo el peso va a la parte inferior del cuerpo mientras la superior permanece ligera y relajada. Coloque las manos frente a las caderas con las palmas mirando hacia dentro y los dedos sueltos.

2 Inspire y, al espirar, deje que los brazos floten lentamente hacia arriba. Doble los codos y mantenga las palmas mirando hacia abajo y hacia la cara. Debería ser un movimiento acompasado y relajado, sin elevar un ápice los hombros.

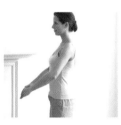

3 Respire y continúe alzando los brazos. Mantenga ligeramente flexionados los codos. Cuando las manos lleguen a la altura de la cara gire las palmas para mirarlas directamente. Mientras los brazos continúan en ascenso, eleve la barbilla para seguir los movimientos de las manos con la cabeza.

4 (*derecha*) Póngase ahora de puntillas y cuente hasta diez en esta posición, si puede. Espire, baje los talones, flexione las rodillas y vuelva a colocar los brazos y la cabeza en la posición del paso 1. Repita el ejercicio nueve veces, coloque las manos sobre el abdomen y respire lentamente diez veces.

anochecer

sin estrés

apaciguante

tranquilícese y céntrese con
este ejercicio *chi gung* calmante

final
de día
solazante

regálese un merecido masaje
que le ayudará a dormir

1 Siéntese en una silla y apóyese en el respaldo. Coloque el pie derecho sobre el muslo izquierdo. Aplique crema hidratante por todo el pie derecho. Acaríciese el pie con ambas manos, desde el talón hasta los dedos, tanto por la planta como por el empeine.

2 Sujete el talón con la mano izquierda y los dedos con la derecha. Trace círculos en sentido de las agujas del reloj alrededor del tobillo cinco veces y otras cinco en sentido contrario. Con el índice y el pulgar de la mano derecha, acaríciese el dedo pulgar de la base a la punta y tire suavemente de la punta para estirarla. Repítalo con todos los dedos del pie y vuelva a hacerlo tres veces más.

3 (*izquierda*) Apoye el pie en la mano izquierda. Con el pulgar derecho, apriete con firmeza la almohadilla situada bajo el dedo pulgar. Prosiga presionando la misma zona de los dedos hasta llegar al meñique. Cambie de mano y trabaje con el pulgar izquierdo las almohadillas como ha hecho antes. Repítalo dos veces.

4 Empezando por el talón, apriete y suelte con el pulgar derecho la parte interior de la planta del pie hasta llegar al pulgar. Repita este proceso con el pulgar izquierdo por la parte exterior de la planta, del talón al dedo meñique. Repita todo el ejercicio en el pie izquierdo.

FINAL DE DÍA

meditación al acostarse
relajante

facilite el sueño profundo
con una meditación nidra yoga

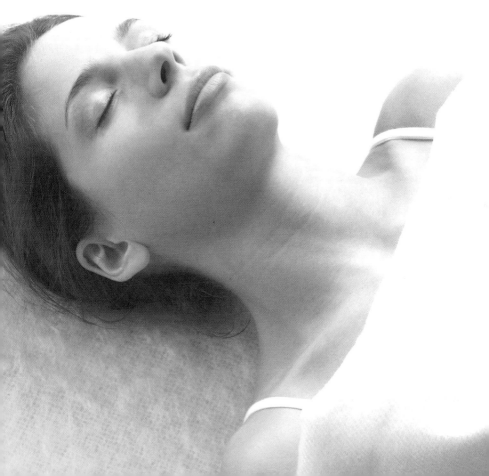

1 Estírese en el suelo y cúbrase con una sábana. Tome conciencia de su pie izquierdo: del talón, los dedos, la planta y el empeine. Dígase mentalmente «mi pie izquierdo se está relajando. Mi pie izquierdo se ha relajado». Ahora concéntrese en toda la pierna izquierda y afirme «mi pierna izquierda se está relajando. Mi pierna izquierda se ha relajado». Repítalo con el pie y la pierna derechos.

2 Adquiera conciencia del abdomen y repita mentalmente «mi abdomen se está relajando. Mi abdomen se ha relajado». Sienta cómo la espalda se ablanda contra el suelo y repita mentalmente «mi espalda se está relajando. Toda mi espalda se ha relajado». Ahora céntrese en el pecho y repita «mi pecho se está relajando. Todo el pecho se ha relajado».

3 Concéntrese en la mano izquierda: en los dedos, la palma y el reverso de la mano. Repita mentalmente «mi mano izquierda se está relajando. Mi mano izquierda se ha relajado». Ahora tome conciencia del brazo: la muñeca, el antebrazo, el codo y el hombro. Repita «mi brazo izquierdo se está relajando. Mi brazo izquierdo se ha relajado». Prosiga con la mano y el brazo derechos.

4 Siga adquiriendo conciencia del resto del cuerpo: el cuello, la garganta, la cara (mandíbula, barbilla, pómulos, nariz, labios, ojos, cejas, frente, orejas) y finalmente de toda la cabeza. A medida que se centre en cada parte del cuerpo, repita la afirmación mental. Sienta cómo flota todo el cuerpo, libre de tensiones, con la mente relajada pero despierta.

MEDITACIÓN AL ACOSTARSE

Pruebe esta técnica antiestrés una mañana del fin de semana que se haya quedado en la cama hasta tarde. Siéntese en la cama con la espalda apoyada. Asegúrese de estar cómodo y no tener frío. Baje la barbilla hasta el pecho e inspire y espire lentamente cuatro veces, notando cómo se escapa la tensión física.

Sitúe las manos a ambos lados del cuello, con los meñiques justo bajo las orejas. Presione el cuello con las yemas y suéltelas. Desplace las puntas de los dedos hacia la columna y repita el proceso a la inversa hasta que las puntas de los dedos se toquen. Pase ahora a la línea de crecimiento del cabello. Trace pequeños

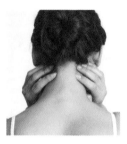

círculos con las yemas hacia fuera, desde esta línea hasta la orejas. Repítalo cuatro veces, descendiendo cada vez un poco más con los círculos.

(*derecha*) Cierre los ojos. Sitúe la mano derecha en el hombro izquierdo y masajee la parte superior de éste hasta el cuello. Incline la cabeza lentamente a la izquierda y luego a la derecha. Yerga la cabeza y repita la secuencia en el hombro derecho.

Baje la barbilla hasta el pecho y levántela y vuelva a bajarla cuatro veces. Mire al frente y ruede los hombros adelante cuatro veces y después cuatro veces atrás. Respire profundamente cuatro veces, deje que la respiración vuelva al ritmo normal y abra los ojos lentamente.

fin de semana
perezoso
reconfortante

libérese de las tensiones
de la semana con un masaje
en el cuello

equilibrio
dominical
calmante

quietud corporal y mental
de la mano del yoga

1

Esta postura de yoga eleva a la vez que sirve de apoyo. Póngase en pie con los pies separados a la distancia o anchura de las caderas y los brazos a los lados. Cierre los ojos y céntrese unos instantes en la respiración. Aprecie el sentimiento de quietud interior. Abra los ojos y centre la visión en un punto frontal situado aproximadamente a 1 m.

2

Levante la rodilla izquierda y rodéela con las manos. Tire de ella suavemente hacia el pecho y gírese hacia la cadera izquierda llevando la rodilla a un lado. Coloque el pie izquierdo contra el muslo derecho, tan arriba como le resulte cómodo. Presione la planta del pie firmemente contra el muslo.

3

(*izquierda*) Presione hacia atrás la rodilla para abrir la cadera y sitúe las manos en posición de oración frente al esternón. Lentamente, mueva las manos hacia arriba hasta que queden más elevadas que la cabeza, intentando mantener los hombros y el cuello relajados. Respire profundamente cinco veces en esta posición.

4

Libere la pierna, baje los brazos y repita los pasos 2 y 3 con la pierna derecha. Conservar el enfoque visual en todo momento le ayudará a mantener el equilibrio y la concentración. Aun así, si se desequilibra, baje simplemente el pie, céntrese mentalmente y vuelva a alzarlo hasta el muslo para continuar el ejercicio.

1 Póngase en pie con los pies un poco más separados que las caderas, los hombros relajados y los brazos a los lados. Inspire llevando el ombligo a la columna. Note cómo el aire invade su cuerpo y eleve los brazos hacia los lados hasta situar las manos a la altura de la cintura. Espire y baje los brazos.

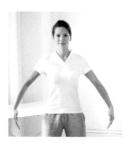

2 Mantenga los músculos abdominales hundidos hacia la columna y, al volver a respirar, eleve los brazos, esta vez a la altura de los hombros. Asegúrese de iniciar el movimiento desde la parte media de la espalda y no desde los hombros. Espire y baje los brazos.

3 (*derecha*) Inspire y levante los brazos por encima de la cabeza con las palmas mirándose. Espire y baje los brazos. Al respirar la próxima vez, levante los brazos hasta el mismo punto y alce la cabeza para mirar las manos. Note cómo el estiramiento tira de toda la parte superior del cuerpo de manera que la parte superior del pecho también se eleva hacia el techo.

4 Repita los pasos 1-3 tres veces. Acabe el ejercicio volviendo a la posición inicial y comprobando que la ha mantenido (es decir, que conserva la espalda recta, los hombros relajados y los músculos abdominales hacia la columna). ¡Debería sentirse oxigenado, lleno de energía y dispuesto a todo!

antes de una reunión

inspirador

abra el corazón para reforzar el ánimo

antes de salir de noche
afirmante

chi gung para rebajar la tensión y centrar la mente

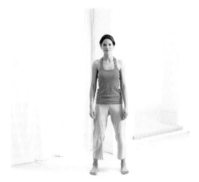 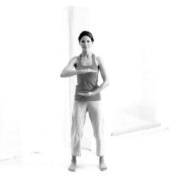

1 De pie, separe los pies a la medida de los hombros y flexione ligeramente las rodillas, con los brazos en los costados. Asegúrese de que la columna esté recta: incline la pelvis adelante para que no sobresalgan los glúteos. El cuello y los hombros deben estar relajados, sin tensión. Inspire profundamente y espire con lentitud, notando cómo los pies se hunden en el suelo.

2 Flexione los codos y lleve los brazos al frente. La mano izquierda debería quedar a la altura del abdomen, y la derecha, a la del pecho, con las palmas una frente a otra, como si sostuviera una pelota. Levante la mano izquierda y desplace la derecha hacia debajo en un movimiento que haga que los reversos de las manos queden encarados.

44

3 Continúe con el movimiento alejando cada vez más las manos. Cuando la mano izquierda esté a la altura de la barbilla, gírela de modo que mire el reverso. Siga levantando la mano izquierda mientras, simultáneamente, baja la derecha con la palma orientada al suelo.

4 Continúe distanciando las manos hasta que los brazos estén completamente extendidos, con las palmas formando ángulo recto respecto a las muñecas. Estire los brazos y vuelva a bajarlos hasta la posición inicial del paso 2, pero esta vez con el brazo izquierdo arriba. Vaya separando los brazos como en los pasos 2-4. Repítalo ocho veces, alternando los brazos.

ANTES DE SALIR DE NOCHE

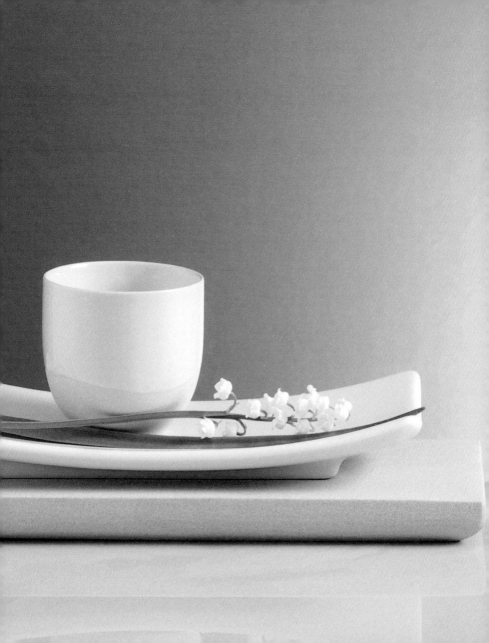

en cualquier lugar

Los ejercicios de este capítulo le ayudarán a liberarse del estrés cuando más lo necesite; por ejemplo, durante la jornada laboral o cuando esté de viaje. También incluye técnicas que puede utilizar en entornos más relajados como en el parque o el salón de casa. Este capítulo será su guía para aliviar la tensión ¡allí donde esté!

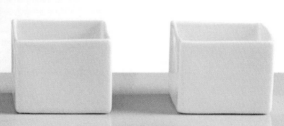

en el salón de casa
liberador

aligere el cuerpo con un arqueo de tronco de yoga

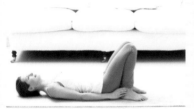 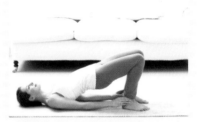

1 Estírese en el suelo con los brazos a los lados y relájese durante unos instantes, respirando profundamente y dejando escapar cualquier tensión. Acerque los talones todo lo que pueda a las nalgas con los pies separados a la anchura de las caderas. Lleve los dedos de la mano a los tobillos y sujételos si puede, pero con cuidado de no tensionar los hombros.

2 A medida que inspira lentamente, levante poco a poco las caderas para separarlas del suelo. Álcelas tanto como le sea posible, de modo que la parte superior del cuerpo esté en línea con los muslos. Mantenga la posición unos segundos y respire con normalidad. Asegúrese de que el cuello, la garganta y los hombros permanecen relajados.

48

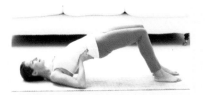

3 Coloque sus manos de manera que sostengan la parte inferior de la espalda, con los dedos hacia los talones. Con los pies todavía separados a la anchura de las caderas, aléjelos poco a poco de las nalgas hasta que se encuentre cómodo. Las plantas de los pies deben permanecer ancladas al suelo. Respire profundamente y manténgase en esta posición durante 10 segundos.

4 Respire y alce la pierna izquierda sin llegar a sentirse incómodo. Extiéndala de modo que los dedos de los pies apunten al techo. Asegúrese de que el resto del cuerpo permanece en la posición del paso 3. Espire mientras inicia el descenso de la pierna izquierda e inspire para levantar la derecha. Espire mientras baja el cuerpo hacia el suelo, estire las piernas y relájese.

49

1 Colóquese en el sofá en la posición que le haga sentirse más relajado. Puede tumbarse o sentarse, según prefiera; sólo deberá estar caliente y cómodo. Dedique unos instantes a centrase en la respiración. Imagínese que se abre para canalizar la energía positiva.

2 Cierre los ojos y cubra suavemente los párpados con los dedos, de manera que las palmas toquen los pómulos. Presione la cara con suavidad y concéntrese para ser lo más receptivo que pueda a la energía externa y positiva. Permanezca así durante dos minutos sin dejar de respirar suave y profundamente.

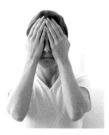

3 (*derecha*) Sitúe las palmas de las manos en las sienes. Abra los dedos como para envolver la cabeza, con las puntas apuntando hacia la coronilla y dejando libres las orejas. Mantenga esta posición durante dos minutos. Visualice cómo la energía positiva diluye la ansiedad que siente y la sustituye por un sentimiento de armonía y alegría interior.

4 En los pasos 2 y 3 debería notar cómo la tensión instalada en los músculos faciales desaparece gradualmente aportando ligereza a la cara. Concluya el ejercicio bajando las manos y centrándose de nuevo en la respiración durante un momento, para sentirse relajado y en armonía con el universo.

en el SOFÁ
estabilizador

aleje las penas y relaje la mente
con este tratamiento de *reiki*

en la
habitación
atenuante

reduzca los dolores
de cabeza debidos
a la tensión

1

Encienda una vela no perfumada y colóquela sobre una mesa. Cierre las cortinas y baje la intensidad de la luz. Siéntese cómodamente en una silla situada aproximadamente a 1 m de la mesa. Compruebe que la columna esté recta y los hombros relajados. Ponga los pies planos en el suelo y las manos sobre el regazo.

2

Mire a la llama sin parpadear durante unos 10 segundos. Cierre los ojos y tápelos con las palmas de las manos. Apoye las palmas justo por debajo de los pómulos, y los dedos, en las cejas. Céntrese en la imagen de la llama conservada en la memoria visual.

3

(*izquierda*) Baje la mano derecha y mire la vela con el ojo derecho durante 10 segundos. Cambie de mano y haga lo mismo con el ojo izquierdo. Retire la mano derecha y mire con ambos ojos durante 10 segundos. Mientras lo hace, gire la cabeza lentamente a la derecha y después a la izquierda, manteniendo la mirada sobre la llama.

4

Cierre los ojos y cúbralos con las palmas de las manos unos segundos. Deje que se relajen por completo. Observar así una vela es muy eficaz para reducir la frecuencia de los dolores de cabeza provocados por la tensión. Con práctica aprenderá a fijar la mirada en la llama durante 20 o 30 segundos, lo que resulta aún más beneficioso.

en la cocina
vigorizante

destense y desentumezca la parte superior del cuerpo

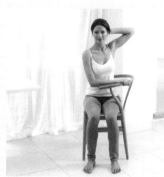
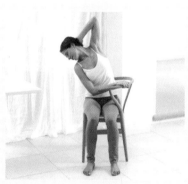

1 Siéntese de lado en una silla con el costado izquierdo del cuerpo mirando al respaldo. Coloque los pies planos en el suelo. Cruce el brazo derecho por delante de la cintura y sitúe la mano derecha en el respaldo de la silla. Coloque la mano izquierda por encima de la nuca sin tensionar los hombros.

2 Inspire y, a medida que espira, gire la cabeza a la derecha. Alce el codo apuntando al techo para estirar suavemente el costado izquierdo mientras el hombro derecho desciende hacia el suelo. Inspire mientras vuelve al punto de inicio. Repita el ejercicio cinco veces. Gire la silla 180° y repita seis veces los pasos 1 y 2 por el lado derecho.

3 Póngase en pie con el costado derecho hacia el respaldo, a unos 45 cm de éste. Separe los pies a la anchura de las caderas y lleve la mano derecha al respaldo. Relaje los hombros, inspire y, al espirar, comprima el ombligo suavemente pero con firmeza hacia la columna. Manténgase en esta posición durante el paso 4.

4 Inspire. A medida que espira, aleje la cadera izquierda de la silla estirando el costado izquierdo del cuerpo. Al mismo tiempo, lleve el brazo derecho formando un semicírculo hasta la altura de la cabeza. Inspire y vuelva a erguirse. Repítalo cinco veces y, a continuación, gírese de modo que el lado izquierdo mire al respaldo, y repita los pasos 3 y 4 seis veces.

55

1

Túmbese en el suelo, con las piernas en alto apoyadas en una pared y las nalgas lo más cerca de ésta que pueda. Para liberar toda la tensión de la cara y los hombros, bostece, estire los brazos por encima de la cabeza y después relájelos apoyándolos a ambos lados.

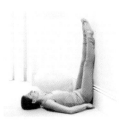

Comprima el ombligo suavemente pero con firmeza hacia la columna y manténgase así durante el resto del ejercicio.

2

Inspire. Mientras espira, dirija los dedos de los pies al techo y sepárelos lentamente abriendo todo lo posible las piernas, hasta el punto en que deje de sentirse cómodo. Si nota que la parte baja de la espalda se tensiona o empieza a separarse del suelo acerque las piernas.

3

(*derecha*) Cuando haya separado las piernas hasta donde le sea posible, inspire y, en la siguiente espiración, flexione los pies de modo que sólo los talones toquen la pared. Ahora acerque lentamente las piernas entre sí. Céntrese en estirar la musculatura de la parte interna de los muslos.

4

Cuando las piernas vuelvan a estar juntas en la posición inicial, dirija los dedos de los pies nuevamente al techo para completar el estiramiento. Compruebe que la espalda siga en contacto con el suelo y que la tensión no haya llegado a la zona lumbar o los hombros. Repita el ejercicio entero nueve veces.

en el hotel restaurador

después de viajar recupere la espalda con un agradable ejercicio de pilates

en el escritorio

preparatorio

escalera de estiramientos para
aliviar los músculos tensos

1 Siéntese en una silla con los pies separados unos pocos centímetros y completamente apoyados en el suelo. Apoye las manos en los muslos. Encoja el ombligo hacia la columna para estirar la espalda. Deje caer los hombros. Respire profundamente tres veces. Cuente la inspiración y la espiración para intentar que duren lo mismo.

2 Doble los codos y levante los antebrazos en línea con los brazos, con las palmas mirando hacia fuera y a la altura de los hombros. Inspire y estire la mano derecha hacia el techo, iniciando el movimiento desde la paletilla. Estire todo el costado derecho del cuerpo: visualice cómo se abren huecos entre las costillas.

3 *(izquierda)* Con el brazo completamente extendido, mire a la mano, pero sin echar la cabeza atrás. En vez de ello note cómo la columna, el cuello y la cabeza se alargan en dirección a las puntas de los dedos. Espire mientras baja la barbilla y deja que la mano descienda hasta la altura de los hombros, manteniendo la elongación del cuerpo.

4 Inspire y repita los pasos 2 y 3 con el brazo izquierdo. A continuación alterne los brazos, como si trepara por una escalera hasta hacerlo diez veces por cada lado. Asegúrese de estirarse desde la cadera hasta las puntas de los dedos. Respire lenta y profundamente.

1 Siéntese cómodamente y tóquese el puente de la nariz con el dedo índice de la mano izquierda. Mírelo. Sepárelo de la cara lentamente sin dejar de enfocarlo hasta extender por completo el brazo. A continuación, acerque de nuevo el dedo a la nariz, sin dejar de enfocarlo. Repítalo dos veces.

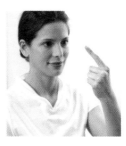

2 Lleve el dedo índice a la punta de la nariz y repita el paso 1. Extienda lentamente el brazo como antes y luego acérquelo manteniendo la vista fija en el dedo. Debería notar cómo los músculos de los ojos trabajan para adaptarse a la distancia. Repítalo dos veces.

3 (*derecha*) Estire el brazo izquierdo a nivel de los ojos, girando el dedo índice para apuntar a la izquierda. Levante lentamente el brazo, siguiendo el índice con la vista sin mover la cabeza. Alce el brazo tanto como pueda sin que el dedo desaparezca del campo visual. Sostenga el brazo en el punto más alto unos segundos y luego bájelo. Repítalo dos veces.

4 Coloque la mano a la altura de los ojos como en el paso 3. Esta vez baje el brazo todo lo que pueda sin perder el dedo índice de vista y manteniendo la cabeza erguida. Repítalo dos veces; cierre los ojos y cúbralos con las palmas de las manos para facilitar que se relajen.

en el
ordenador
iluminador

elimine la tensión ocular que provoca la pantalla

1 Póngase en pie descalzo sobre la hierba, con los pies separados a la distancia de las caderas. Flexione ligeramente las rodillas y deje que los brazos cuelguen a los lados. Compruebe que la columna esté recta e incline la pelvis un poco adelante para que no sobresalgan las nalgas. Relaje el cuello y los hombros.

2 Inspire profundamente y espire poco a poco, notando cómo todo el cuerpo se hunde ligeramente en la tierra. Inspire de nuevo flexionando más las rodillas y sin llegar a levantar los talones. Eleve las manos, relajadas y mirando hacia dentro, a la altura del plexo solar. Cruce las muñecas.

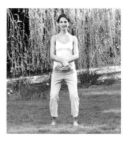

3 (*derecha*) Inspire y extienda lentamente las rodillas. Al mismo tiempo levante los brazos al frente con los codos flexionados y las muñecas y las manos relajadas. Cuando haya elevado los brazos tanto como pueda sin tensar los hombros, espire.

4 Separe las muñecas, baje los brazos en un movimiento circular y vuelva a elevarlos hasta que queden a la altura de los hombros y paralelos al suelo. Flexione las rodillas mientras lo hace. Ahora baje los brazos hacia el frente hasta que queden a la altura del ombligo y vuelva a cruzar las muñecas. Repita lentamente todo el ejercicio de forma rítmica siete veces.

en el **parque**

tonificante

eleve el ánimo y sintonice
con la tierra con *chi gung*

en el tren fundamental

céntrese en relajarse con los puntos
de presión de la reflexología

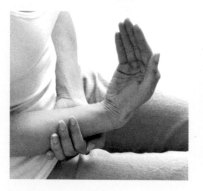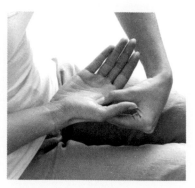

1 Póngase lo más cómodo que pueda
en el asiento, con los pies totalmente apoyados en el suelo. Compruebe que el
cuello y los hombros no estén en tensión.
Lleve el brazo derecho al frente, apoyando
el antebrazo derecho en la mano izquierda.
Relaje la mano derecha y gírela cinco veces
en sentido horario y después cinco veces en
sentido contrario.

2 Presione firmemente el espacio entre el dedo pulgar y el índice de la
mano derecha con el pulgar y el índice de
la mano izquierda. Hágalo en círculos con el
pulgar, tres en el sentido de las agujas del reloj primero y después tres en el contrario.
Pase ahora al espacio entre el dedo índice
y corazón y repítalo. Continúe hasta el dedo
meñique.

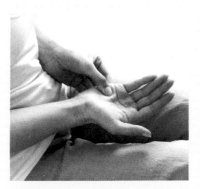 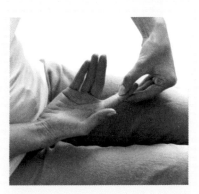

3 Empezando por el extremo de la mano derecha, presione y suelte la palma en el sentido de las agujas del reloj con el pulgar izquierdo. Preste especial atención a las almohadillas que hay en la base de cada dedo. Ahora avance firmemente con el pulgar desde el extremo a la base de cada dedo, trabajando desde el meñique hasta el pulgar. Repítalo cinco veces.

4 Sujete el pulgar de la mano derecha cerca de la base con los dedos y el pulgar izquierdos. Presione a lo largo de todo el pulgar. Cuando llegue a la yema, tire suavemente para estirarlo. Relaje el resto de los dedos. Repita el paso 4 con cada uno de ellos y después todo el ejercicio en la mano izquierda.

65

en el coche

refrescante

relaje la tensión del cuello y los
hombros y descargue el pecho

1 Realice este ejercicio cuando esté atascado en medio del tráfico o si la conducción ha sido estresante. Siéntese lo más recto que pueda y mire recto al frente. Deje que los brazos caigan libremente a los lados. Levante los hombros todo lo que pueda hacia las orejas y déjelos caer de golpe. Repítalo nueve veces.

2 (*izquierda*) Manteniendo los hombros caídos, gírelos hacia delante mientras mantiene la cabeza quieta y relajada. Los brazos se moverán también de modo que las palmas acabarán encarándose; aun así, evite mover conscientemente los brazos.

3 Levante ahora los hombros tanto como pueda hacia las orejas con los brazos relajados y libres. Siga girándolos en círculo, pero hacia atrás y acercando las paletillas entre sí. Tenga cuidado de no arquear en exceso la espalda.

4 Baje los hombros para completar el círculo. Repítalo nueve veces girando los hombros hacia delante, arriba y atrás cuatro veces; después hacia atrás, arriba y al frente cinco veces, de manera que complete diez repeticiones en cada dirección. Si nota tensión en el cuello deje caer la cabeza hacia delante para liberarla.

67

en el avión vivificante

dele un repaso a los músculos infrautilizados del pie

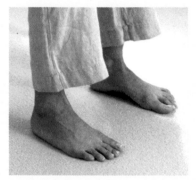 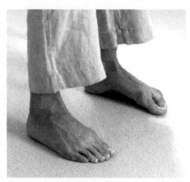

1 Quítese el calzado y los calcetines y siéntese cómodamente. Ponga los pies apoyados en el suelo, separados a la anchura de las caderas y con las rodillas flexionadas en ángulo recto. Asegúrese de no tensionar la mitad superior del cuerpo y relaje los brazos y la manos sobre el regazo.

2 Arrastre los pulgares por el suelo en dirección a los talones, de manera que el arco de los pies se eleve ligeramente pero sin levantar los talones. No deje que los pulgares se doblen. Mantenga esta posición unos segundos, relaje los pies y enderece los dedos. Repítalo nueve veces.

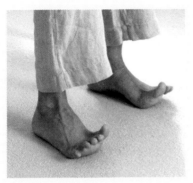 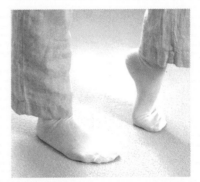

3 Eleve los dedos de ambos pies: la planta se aplanará contra el suelo. Estire los dedos para alejarlos entre sí tanto como pueda mientras le sea cómodo y mantenga la posición unos segundos. Repítalo nueve veces.

4 Vuelva a ponerse los calcetines y levántese. Busque más espacio, quizá en el pasillo central del avión. Levante el talón derecho hasta ponerse de puntillas y bájelo al suelo mientras inicia el mismo movimiento con el izquierdo. Repítalo nueve veces alternando los pies para «caminar» de este modo.

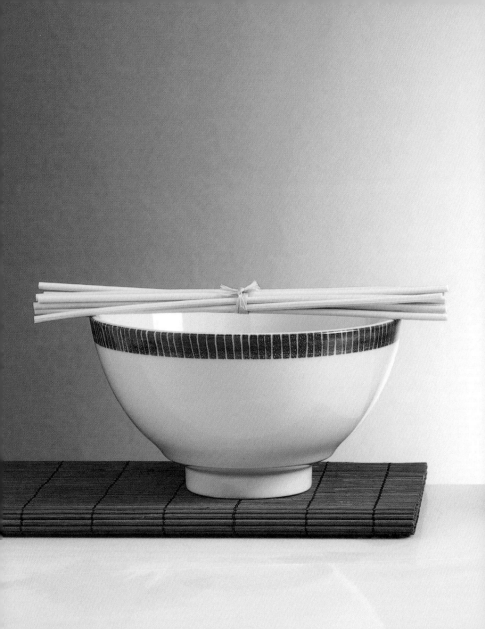

libere tensiones corporales

El estrés suele afectar más a determinadas zonas del organismo; cuando se consigue relajarlas, a menudo también desaparecen otros problemas físicos derivados del estrés, como los dolores de cabeza provocados por la tensión del cuello o los hombros. Así que aprenda a relajarse y disfrutará de su cuerpo.

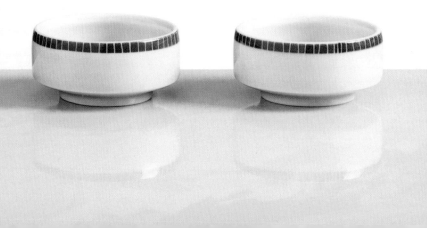

descongestión del cuello
restablecedor

suavice la rigidez del cuello con movimientos y masajes

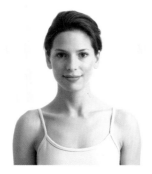
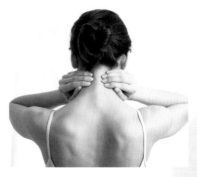

1 Póngase en pie con los pies separados a la anchura de las caderas o siéntese en una silla con los pies totalmente apoyados en el suelo. Relaje los hombros y compruebe que no arquea en exceso la espalda (si lo hace, meta el cóccix). A continuación inspire y presione el ombligo hacia la columna; manténgase así hasta el final.

2 Incline la cabeza adelante. Coloque los dedos horizontalmente bajo la línea de nacimiento del cabello, tocando el cuello con las puntas. Trace círculos hacia fuera con las yemas de los dedos corazones por la nuca. Repítalo cinco veces. Coloque los dedos a ambos lados de la columna y realice círculos hacia fuera con la yema de los dedos corazones cuello abajo. Repítalo cinco veces.

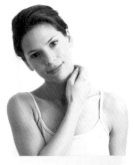

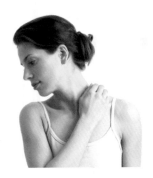

3 Incorpore la cabeza de modo que mire adelante. Inclínela a la derecha y masajee con las yemas de todos los dedos el lado izquierdo del cuello realizando el mismo movimiento circular que en el paso 2. Apriete con firmeza para liberar y descargar los músculos. Repita el proceso inclinando esta vez la cabeza a la izquierda y masajeando el lado derecho del cuello.

4 Baje la barbilla al pecho y gire lentamente la cabeza a la derecha para mirar al hombro derecho. Repita el masaje desde el paso 3 con la mano derecha en el lado izquierdo del cuello, baje la barbilla al pecho, gírela a la izquierda y realice el masaje en el lado derecho. Alterne de lado cinco veces.

DESCONGESTIÓN DEL CUELLO

alivio
para el dolor
de cabeza
mitigador
alivie los dolores de cabeza
con aromaterapia

1 Si suele tener dolores de cabeza a causa del estrés y el exceso de trabajo, puede aplacarlos con esta combinación de aromaterapia y relajación. Empiece creando un entorno apacible. Elija una estancia tranquila, cierre las cortinas y, si lo prefiere, ponga música relajante.

2 Los dos aceites esenciales con propiedades particularmente terapéuticas para la cefalea son los de lavanda y rosa. Vierta cuatro gotas de cada uno de ellos, o bien ocho si sólo utiliza uno de los dos, en un cuenco lleno de agua fría. Empape con ella un pañuelo limpio y grande de algodón o una muselina para tratamientos faciales.

3 (*izquierda*) Escurra el paño, acuéstese y tápese con una sábana. Colóquese el paño empapado sobre la frente y cierre los ojos. Permanezca así relajándose durante cinco minutos. Céntrese en la respiración y relaje los músculos. Si le asaltan las preocupaciones, asúmalas y déjelas a un lado para ocuparse de ellas más tarde.

4 Si no tiene tiempo o sitio para acostarse, simplemente humedezca los dedos corazones con aceite y realice masajes circulares suaves en la frente, las sienes, detrás de las orejas y en la nuca. A diferencia de la mayoría de los aceites esenciales, la lavanda y la rosa pueden aplicarse sin problema directamente sobre la piel.

ALIVIO PARA EL DOLOR DE CABEZA

destensionado
de la mandíbula
dulcificador

desentumezca la mandíbula
con un masaje facial *chi gung*

1 Es posible que no sea consciente de la cantidad de tensión que se acumula en la cara. El estrés se manifiesta en las líneas de la frente y en los ojos tensos, pero de forma especial al apretar la mandíbula o rechinar los dientes. Levántese, colóquese frente a un espejo y relaje los músculos faciales imaginando cómo escapa de ellos la tensión.

2 Sin tensar el cuello, incline la cabeza atrás para mirar el techo y deje que caiga la mandíbula inferior. Sepárela para abrirla todo lo que pueda y después ciérrela muy lentamente de manera que los dientes inferiores acaben tocando el labio superior. Suelte la mandíbula y vuelva a mirar hacia delante con la cabeza. Repítalo cinco veces.

3 (*izquierda*) Mirando directamente al espejo, coloque las manos de modo que los dedos toquen la línea de la mandíbula justo bajo las orejas. Trace pequeños círculos en dirección a éstas con los dedos corazones hasta llegar al centro de la barbilla y después de vuelta hacia las orejas. Mantenga relajada la mandíbula. Repítalo cinco veces.

4 Repita el paso previo, pero esta vez dando pequeños pellizcos en vez de trazar círculos. Vaya también desde debajo de las orejas hasta el centro de la barbilla y al revés. Por último, dé golpecitos por toda la cara con las yemas de los dedos de ambas manos, a modo de ondas.

DESTENSIONADO DE LA MANDÍBULA

1

Este ejercicio busca reforzar los músculos de la espalda. Cuando esta tiene un buen tono muscular soporta mejor los movimientos de los brazos y los hombros, y ya no son estos últimos los que reciben toda la tensión. Póngase en pie en una posición relajada, con los pies 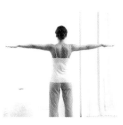 separados a la anchura de las caderas. Levante los brazos hasta el nivel de los hombros, pero sin que éstos se eleven. Encare las manos al suelo.

2

Inspire y, al espirar, comprima el ombligo hacia la columna. Manténgase en esta posición durante todo el ejercicio. Lleve ahora el brazo derecho a la espalda moviéndolo hacia atrás, hacia abajo y hacia dentro (la paletilla derecha se acercará a la columna), todo ello sin que el brazo deje de estar completamente extendido.

3

(*derecha*) Relaje el brazo derecho y repita el paso 2 con el izquierdo; cambie otra vez de brazo para realizar el paso 2 ocho veces a cada lado. A continuación acerque simultáneamente ambos brazos por detrás, lo que acercará las paletillas (no arquee la espalda). Relaje los brazos y repítalo ocho veces.

4

Para acabar de relajar la espalda, respire profundamente y rodee el pecho con ambos brazos acercando cada uno a la paletilla opuesta. A medida que espire, baje la barbilla al pecho. Enderece lentamente el cuello a la vez que estira la columna. Repítalo cinco veces.

78

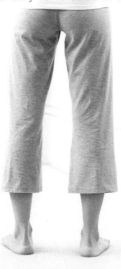

distensión de hombros
aligerante

alivie el dolor de hombros y **fortalezca** la espalda

potenciación
de la inmunidad
fortificante

reactive el sistema inmunológico
con la hidroterapia

1 Ponga en práctica esta técnica revigorizante en la bañera o en un recipiente grande y bajo, por ejemplo una palangana. Lleve ropa cálida, pero deje la parte inferior de las piernas descubierta.

2 Llene la bañera de agua muy fría, la suficiente para cubrir los tobillos estando de pie. ¡Incluso puede añadir cubitos si se atreve! El contacto de la piel con el agua tan fría refrescará y aportará vigor a los nervios de manera inmediata.

3 (*izquierda*) Entre en el agua y «camine» levantando cada vez un pie fuera del agua. A cada paso, concéntrese en realizar el movimiento correctamente, primero apoyando el talón, luego la planta y finalmente los dedos. Continúe durante 30 segundos y salga del agua.

4 Seque pies y tobillos y póngase unos calcetines gruesos, que abriguen. Repose unos minutos o váyase directamente a la cama, ya que caminar en agua fría es un excelente remedio para los pequeños problemas de sueño. Cuando se acostumbre a hacerlo, puede llenar la bañera a la altura de las pantorrillas y caminar hasta tres minutos.

1 Levántese y separe los pies a la anchura de las caderas. Compruebe la postura: los hombros deben estar relajados, y los brazos, colgar relajados a los lados sin tensión alguna. Comprima el ombligo hacia la columna y meta el cóccix para que la espalda se extienda todo lo posible sin arquearse.

2 Baje la barbilla hacia el pecho y note cómo se estira el cuello y la parte superior de la espalda. Continúe el descenso con los hombros y la parte superior de la espalda, encorvándose cada vez más hasta alcanzar la parte inferior de la espalda, lo que hará que los brazos cuelguen de forma natural hacia delante.

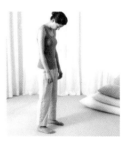

3 (*derecha*) Respire profundamente y deje que la mitad superior del cuerpo cuelgue mientras cuenta hasta cinco. Mantenga las piernas rectas y el peso uniformemente distribuido en los pies. Relaje las manos. Note cómo las vértebras se van separando, pero no fuerce para tocar el suelo. El propio peso de la cabeza estirará de forma natural la columna.

4 Flexione las rodillas y yérgase lentamente, sin dejar de percibir el estiramiento en la espalda. Note cómo los músculos de las nalgas se desplazan hacia delante sirviendo de base a la columna. Desencorve la columna vértebra a vértebra. A continuación deje que los hombros caigan con naturalidad y ponga el cuello y la cabeza en línea con la columna.

movilidad
en la espalda
desbloqueador

destense la espalda con un sencillo
encorvamiento de pilates

1 Tiéndase en el suelo con los pies apoyados en una silla de modo que las piernas formen un ángulo recto. Coloque un cojín entre las rodillas. Junte las puntas de los índices y pulgares formando un rombo y repose las manos sobre el abdomen. Libere de cualquier tensión el cuello y los hombros. Inspire y espire profundamente diez veces, notando cómo con cada respiración se ensanchan lenta y rítmicamente las costillas y la espalda.

2 Inspire profundamente de nuevo y, al espirar, comprima el ombligo hacia la columna; mantenga esta presión durante todo el ejercicio. Con suavidad, tense los músculos pélvicos y relájelos. Repítalo nueve veces.

3 (*derecha*) Respire y tense los abdominales para elevar las caderas del suelo. Levante la columna, vértebra a vértebra, desde la base. Cuando se haya arqueado todo lo que pueda, espire y enderece la espalda lentamente. Tenga cuidado de no sobrepasarse: si los abdominales tiemblan o experimenta dolor de espalda, baje las caderas. Repítalo nueve veces.

4 Vuelva a la posición inicial, inspire y arquéese separando las caderas del suelo lentamente. Esta vez levante los brazos por encima de la cabeza hasta que lleguen al suelo por detrás. Espire, enderece la espalda, baje los brazos y repita el movimiento nueve veces.

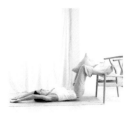

descarga
de la zona lumbar
desestresante

aligere la pelvis y la parte inferior de la espalda con pilates

equilibrador corporal
armonizante

tonifique y relaje el cuerpo con esta secuencia de yoga

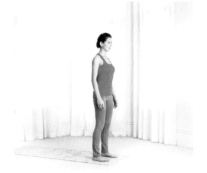 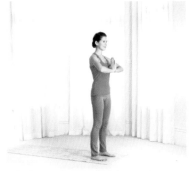

1 Este ejercicio liberador y reconfortante conocido como «saludo al sol» unifica y equilibra cuerpo y mente. Empiece comprobando la postura: debe estar erguido, con los pies separados a la anchura de las caderas, la pelvis inclinada hacia delante para corregir cualquier posible arqueo en la parte baja de la espalda y los músculos abdominales tensos, comprimidos hacia la columna.

2 Inspire y una las palmas de las manos como en oración justo delante del esternón. Respire profundamente dos o tres veces y pase a centrar toda la atención en el cuerpo, detectando y liberando las posibles áreas de tensión. Al concentrarse así en el cuerpo logrará descargar la tensión de forma más eficaz.

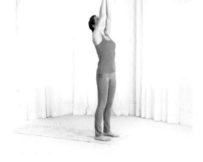

3 Inspire y alargue los brazos hacia el techo, sin separar las palmas de las manos. Tenga cuidado de no elevar o tensar los hombros. Alce la cabeza para mirar a las manos y, si puede hacerlo sin notar tensión en la espalda, incline ligeramente hacia delante la parte superior de la columna.

4 Espire y flexione el torso hacia delante manteniendo la espalda recta. Flexione el cuerpo hacia las piernas todo lo que pueda, llevando la cabeza hacia las rodillas. Coloque las manos en las espinillas, tobillos, pies o en el suelo a ambos lados. Inspire, alce la espalda y eleve la cabeza para mirar adelante, intentando no tensar el cuello o los hombros.

EQUILIBRADOR CORPORAL: PARTE I

equilibrador corporal

(continuación)

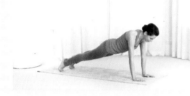 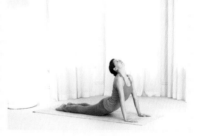

5 Coloque las manos a ambos lados de los pies, doblando las rodillas si es preciso. Espire y dé unos pasos hacia atrás con los pies. Eleve los abdominales hasta que el cuerpo adopte una posición alargada y plana. Alinee el cuello y la cabeza con la columna y enderece brazos y piernas. No debería sentir tensión en los hombros o en el cuello. Inspire.

6 Espire y flexione los brazos a la vez que baja las rodillas y el pecho hacia el suelo, manteniendo el abdomen elevado. Inspire y arrastre los dedos de los pies de modo que las plantas miren el techo y enderece los brazos para elevar la parte superior del cuerpo. Si puede hacerlo, eleve la cabeza para mirar al techo, pero no ponga en tensión el cuello o los hombros.

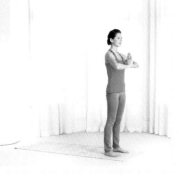

7 Espire, acerque los dedos de los pies hacia las manos y eleve las caderas hasta adoptar la forma de una V invertida. Relaje la cabeza entre los brazos. Inspire y dé unos pasos hacia delante con los pies entre las manos. Coloque las manos en las espinillas, los tobillos, los pies o en el suelo, a ambos lados, y eleve la cabeza para mirar adelante.

8 Espire y baje la cabeza hacia las rodillas; flexiónelas, inspire y, lentamente, eleve la mitad superior del cuerpo. Estire los brazos por encima de la cabeza y junte las palmas de las manos. Mire a las manos, inclinándose ligeramente hacia atrás si puede y, por último, baje las palmas hasta la altura del esternón. Repita todo el ejercicio cinco veces.

89

desestresante

mental

sustentador

deje los problemas atrás
con el entrenamiento autógeno

1 Si se decide a practicar el entrenamiento autógeno, hágalo cuatro veces al día: a primera hora, a media mañana, a media tarde y a la hora de acostarse. Siga practicando diariamente hasta que domine el ejercicio. La primera vez que lo realice siéntese en una silla con los pies bien apoyados en el suelo o bien túmbese. Cierre los ojos.

2 Repita para sus adentros las siguientes frases tres veces: «El brazo derecho me pesa. El brazo izquierdo me pesa. Los dos brazos me pesan. La pierna derecha me pesa. La pierna izquierda me pesa. Ambas piernas me pesan. Los brazos y las piernas me pesan». En la segunda sesión, añada además: «El cuello y los hombros me pesan. Mi cuerpo me aspira». Repítalo tres veces.

3 En la tercera sesión, repita todas las frases del paso 2 y añada lo siguiente: «La frente está tranquila y relajada. El latido del corazón es lento y regular». Repítalo tres veces. En la cuarta sesión, repita todo lo anterior y añada a la letanía: «Tengo la mente calmada y serena». Repítalo tres veces.

4 A medida que añada una frase, centre el pensamiento en la zona del cuerpo correspondiente. Perciba cómo se va relajando cada parte del cuerpo y tome conciencia del latido interior del corazón. Una vez que se domine esta técnica podrá utilizarla para calmarse al instante en situaciones estresantes.

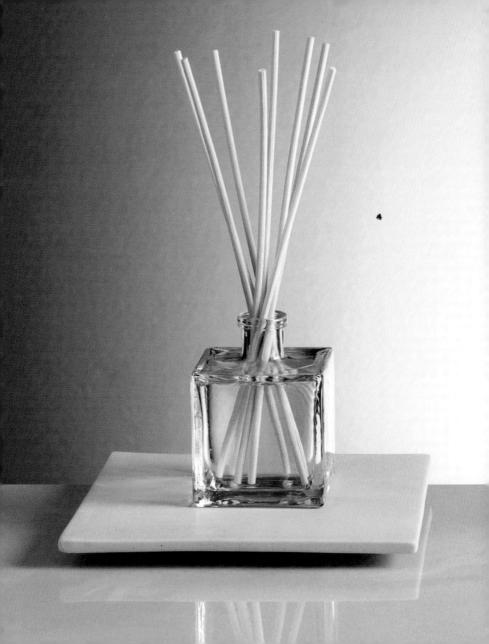

recupere
el ánimo

Estos ejercicios sirven para elevar el ánimo cuando se siente abatido por la tensión. Con técnicas de relajación como la concentración, el control de la respiración o simplemente la risa es posible cambiar el estado mental y atraer sentimientos más positivos, serenidad y control de la situación.

1 Póngase en pie con los pies separados a la anchura de las caderas frente a una mesa o un mueble que quede a la altura de éstas. Colóquese aproximadamente a un metro de distancia e incline el torso. Los dedos deberán quedar apoyados en la mesa o encimera: acérquese o aléjese según sea necesario.

2 Yérgase y comprima el ombligo contra la columna, comprobando que el cuerpo no está en tensión. Suba y baje los hombros, ponga la cabeza de manera que parezca que un hilo invisible tira de ella hacia el techo y respire lenta y profundamente tres veces.

3 (*derecha*) Inclínese hacia delante desde las caderas hasta que los dedos reposen en la superficie. Extienda la columna para que sea tan plana como la encimera. Desplace atrás el cóccix para aumentar el estiramiento (quizá deba mover los pies). Incline la cabeza para descargar cualquier tensión del cuello o los hombros. Manténgase así un minuto, respirando profundamente.

4 Alce la cabeza para nivelarla con los brazos. Con la espalda todavía plana y la cabeza y el cuello en línea con la columna, flexione lentamente las rodillas, sin levantar los talones del suelo. Enderece las piernas y flexione lentamente las rodillas de nuevo; repita este movi- 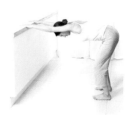 miento ininterrumpidamente tres veces. Por último, deslícese lentamente hasta quedar en pie. Note cómo la columna va recolocándose vértebra a vértebra.

94

reavivador
del torso
rejuvenecedor

libere su cuerpo de la cadera a los hombros

ligereza
de corazón
hilarante

recupere el optimismo con esta
excelente técnica de *reiki*

1 Siéntese cómodamente en una silla o en el suelo con las piernas cruzadas y la espalda apoyada en una pared. Estire los brazos por encima de la cabeza, bájelos lentamente a los lados y déjelos caer. Dé un amplio bostezo y note cómo se relaja. Cierre los ojos.

2 Pasee la conciencia por los distintos puntos del cuerpo, comprobando mentalmente si existen áreas de tensión, apaciguándolas a medida que las encuentre. Céntrese ahora en la respiración y perciba cómo sube y baja el abdomen. Respire profundamente durante un minuto y siéntase completamente relajado.

3 (*izquierda*) Empiece a reír; note cómo las comisuras de los labios se elevan y amplíe este movimiento a todo el cuerpo, abdomen incluido. Aunque al principio parezca una risa forzada, deje simplemente que la sensación física de la risa invada el cuerpo.

4 Empiece a disfrutar de la risa; perciba cómo afecta a todo el cuerpo y eleva el ánimo. Ría durante un minuto entero. Recompóngase y analice en qué estado se encuentran la mente y el cuerpo. Quizá se sorprenda de lo ligero que se siente.

elevador del espíritu
favorecedor

aplaque la ansiedad y la depresión con un sencillo ejercicio *chi gung*

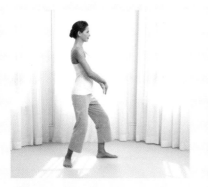 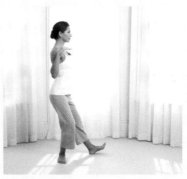

1 De pie, coloque el pie izquierdo delante del derecho a una distancia de unos 50 cm. Gire los dedos del pie derecho hacia el lado exterior, con el pie izquierdo apuntando adelante. Flexione las rodillas en profundidad, sin elevar los talones, y distribuya el peso uniformemente entre los pies. Cruce las muñecas por delante a la altura del ombligo, con las palmas mirando adentro.

2 Inspire y desplace el peso atrás, al pie derecho. Flexione aún más la rodilla derecha: notará cómo la izquierda se endereza por sí sola. Eleve los dedos del pie izquierdo. Flexione los codos, llevando atrás los antebrazos para atraerlos al cuerpo. Relaje las manos a la altura de los hombros, con las palmas mirando hacia fuera.

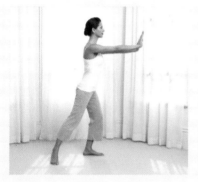

3 Espire mientras traslada de nuevo el peso al pie izquierdo y levante el talón derecho, sin separar los dedos del suelo. Al mismo tiempo, extienda las manos adelante en un único movimiento continuo, con las palmas planas y mirando adelante. No deje que este movimiento provoque tensión en los hombros o el cuello.

4 Inspire y traslade nuevamente el peso del cuerpo al pie derecho. Lleve los brazos atrás doblando los codos y vuelva a la posición del paso 2. Realice alternativamente los pasos 3 y 4 nueve veces y, a continuación, intercambie los pies para que el derecho esté ahora delante. Repita el ejercicio en su totalidad diez veces.

ELEVADOR DEL ESPÍRITU

estimulador
de la respiración
clarificador

expulse las preocupaciones de la
mente con la respiración dinámica

1 Siéntese en el suelo o, si lo prefiere, en una silla con los pies totalmente apoyados en el suelo. La columna debería estar extendida y recta, los hombros relajados y las manos reposando sobre los muslos. Cierre los ojos y concéntrese en la respiración, notando cómo suben y bajan el pecho y el abdomen.

2 Respire profundamente y visualice cómo el aire recorre el cuerpo, lleva oxígeno a los pulmones y luego al flujo sanguíneo, que lo transporta a cada célula. Espire y visualice cómo el cansancio, la ansiedad y cualquier otro sentimiento negativo escapa del cuerpo.

3 (*izquierda*) Inspire profundamente por la nariz y espire por la boca. A medida que lo hace, contraiga los músculos abdominales fuerte y continuamente de manera que oiga el «ha, ha» de las espiraciones entrecortadas. Consiga que cada espiración se prolongue durante diez de esas pequeñas espiraciones.

4 Respire con normalidad tres veces y coloque una mano en el pecho y la otra en el abdomen. Repita el paso 3. Al tener las manos así notará perfectamente el movimiento corporal de la entrada y salida del aire. Repita el paso 3 cinco veces, ampliando gradualmente hasta veinte el número de espiraciones entrecortadas.

1 Estírese en el suelo con los pies elevados y los brazos en cruz a la altura de los hombros. Relaje los hombros y el cuello. Coloque una pelota de tenis entre las rodillas y eleve los pies de manera que las piernas formen un ángulo recto.

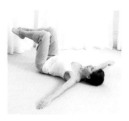

2 Inspire y, a medida que espira, comprima el ombligo suave pero firmemente hacia la columna. Manténgalo ahí durante el resto del ejercicio. Deje que la parte inferior de la espalda se relaje contra el suelo, pero asegúrese de que esta posición no cause tensión ni en los hombros ni en el cuello.

3 Inspire y, mientras espira, baje lentamente las rodillas hacia el suelo por el flanco izquierdo a la vez que gira la cabeza a la derecha. Deje descansar los pies apoyados en el suelo. No permita que el hombro derecho se eleve o se tense y mantenga el cuello relajado. Perciba un fuerte estiramiento en diagonal por el cuerpo y cuente hasta cinco.

4 Inspire y, a medida que espira, eleve las rodillas y mueva la cabeza de nuevo a la posición central. Repítalo por el lado derecho girando la cabeza a la izquierda. Compruebe que los músculos abdominales sean los que soportan la tensión y que la parte baja de la espalda no se arquee. Practique todo el ejercicio diez veces por cada lado, moviéndose tan despacio como le sea posible.

102

potenciador de la espalda
destrabador

relaje la espalda y mejore el ánimo

estimulante corporal
revitalizante

refresque cuerpo y mente con la fuerza del yoga

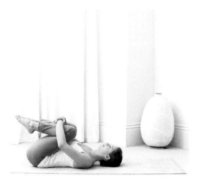 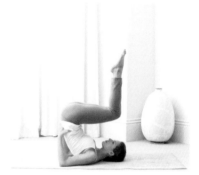

1 Túmbese en el suelo con los brazos a los lados, compruebe que ni los hombros ni el cuello estén en tensión y relaje todo el cuerpo. Inspire y, a medida que espira, flexione las rodillas sobre el pecho y abrácelas, apretándolas para corregir el arqueo excesivo de la zona lumbar.

2 Libere las piernas y, al volver a espirar, eleve las caderas del suelo. Lleve las piernas hacia la cabeza y sostenga la zona lumbar con las manos. Siga despegando paulatinamente la espalda del suelo.

104

3 Cuando la espalda esté todo lo vertical que pueda, extienda las piernas y apunte al techo con los dedos de los pies. A medida que el cuerpo se eleve, presionará la barbilla contra el pecho, lo que estimula la glándula tiroides. Tense los músculos abdominales y mantenga esta posición durante un máximo de un minuto, respirando profundamente.

4 Si se siente cómodo en esta posición, deje que, al espirar, los pies caigan suavemente por detrás de la cabeza. Intente mantener la espalda extendida. Toque el suelo con las puntas de los dedos de los pies, inspire y vuelva a la posición vertical del paso 3. Baje gradualmente la espalda hasta el suelo.

ESTIMULANTE CORPORAL

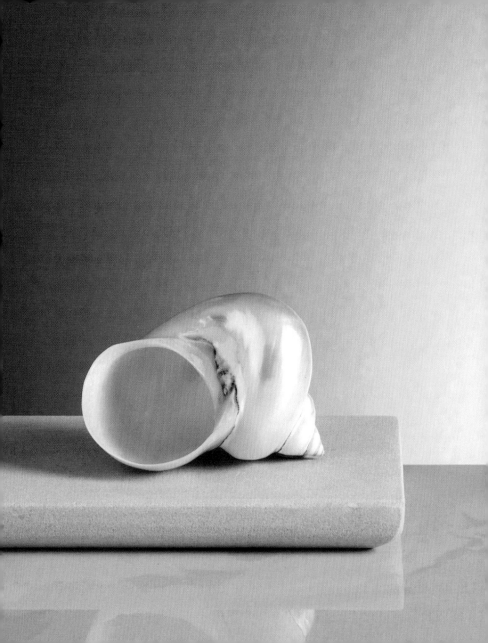

en compañía

Practicar ejercicios en pareja tiene ventajas físicas y emocionales, ya que los dos pueden ayudarse mutuamente a profundizar en los estiramientos y a la vez disfrutar plenamente de los masajes y los tratamientos de *reiki*. Sea sensible hacia su pareja: compruebe que el alcance del estiramiento es el apropiado y procuren crear entre ambos un ambiente relajado.

equilibrador de la energía
tranquilizante

desestrese a su compañero aliviándolo con *reiki*

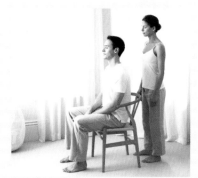

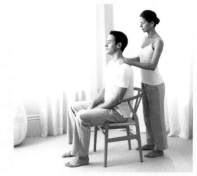

1 Pídale a su pareja que se siente cómodamente en una silla, con los pies completamente apoyados en el suelo, la columna recta y relajada y los ojos cerrados. Sitúese detrás de la silla con los ojos cerrados. Siéntase completamente relajado. Visualice la energía curativa entrando en su cuerpo y circulando por él. Ésta es la energía que canalizará hacia su pareja.

2 Entable contacto físico colocando las manos suavemente en los hombros de su pareja. Manténgase así durante dos o tres respiraciones. Continúe imaginando cómo la energía positiva fluye a su interior y transmítala al cuerpo de su pareja a través de las manos.

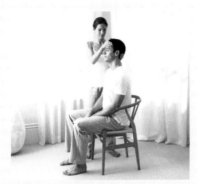 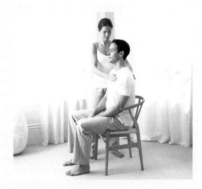

3 Coloque con cuidado una mano a cada lado de la cabeza de su pareja. Manténgase así durante dos o tres respiraciones. El contacto debe ser suave y ligero, sin separar los dedos. Separe las manos y sitúese en pie a la derecha de su pareja. Coloque la mano derecha en su frente y la izquierda en su nuca. Manténgase así durante dos o tres respiraciones.

4 Sitúe la mano izquierda en el final de la columna de su pareja, y la derecha bajo su cuello. Las manos deben formar ángulos rectos respecto a la columna de su compañero. Manténgase así durante dos o tres respiraciones. Coloque la mano derecha en la parte superior del pecho de su pareja y la izquierda entre sus paletillas. Manténgase así durante dos o tres respiraciones.

equilibrador de la energía

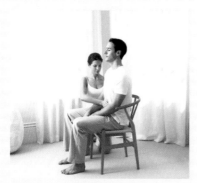 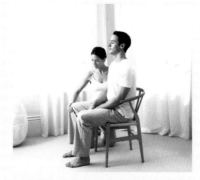

5 Arrodíllese a un lado de su pareja. Coloque la mano derecha en su plexo solar, justo debajo de la caja torácica, y la izquierda, en su espalda, a la misma altura que la mano derecha. Manténgase así durante dos o tres respiraciones. Desplace la mano derecha hasta el ombligo; baje la mano izquierda a la misma altura en la espalda. Manténgase así durante dos o tres respiraciones.

6 Cambie la posición de la mano izquierda de modo que los dedos apunten abajo y la palma cubra la parte baja de la columna de su compañero. Coloque la mano derecha en su rodilla derecha, recubriendo la rótula. Manténgase así durante dos o tres respiraciones. Cambie al lado izquierdo y repita el proceso con las manos opuestas en su espalda y rodilla.

EN COMPAÑÍA

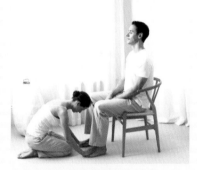

7 Arrodíllese frente a su pareja y coloque las manos en sus pies, con las bases apoyadas en los dedos de los pies, las palmas en los empeines y los dedos en dirección a los tobillos. Manténgase así durante dos o tres respiraciones.

8 Vuelva al paso 5 y coloque otra vez la mano derecha en su plexo solar, y la izquierda, en su espalda. Manténgase así durante dos o tres respiraciones. Vuelva al paso 3 y sitúe ambas manos a los lados de la cabeza de su pareja. Manténgase así durante dos o tres respiraciones y retire las manos. Pida a su compañero que se mantenga en reposo con los ojos cerrados.

EQUILIBRADOR DE LA ENERGÍA: PARTE 2

1 Pida a su pareja que se arrodille en el suelo y se siente sobre los talones. Siéntese o arrodíllese detrás de ella. Ambos deberían mantener la columna extendida y recta y aflojar los hombros para sentirse relajados. Coloque las manos sobre los hombros del compañero para comprobar que estén relajados.

2 Pida a la pareja que inspire y eleve las manos por encima de la cabeza, que espire y deje caer los brazos al suelo y se incline hacia delante desde las caderas. Su frente debería estar en contacto con el suelo, y sus brazos, relajados a los lados, con los dedos de los pies flexionados, mirando al techo.

3 Coloque los pulgares a ambos lados de la parte baja de la columna de su pareja. Ejerza presión con ellos y trace círculos suaves hacia fuera, hasta llegar al cuello. Arrodíllese al lado izquierdo de su pareja. Sitúe la mano izquierda en su hombro izquierdo y la derecha en su 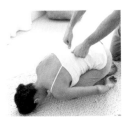 cadera derecha. Presione las manos hacia fuera para realizar un estiramiento en diagonal. Arrodíllese ahora a su derecha y haga lo mismo con la cadera y el hombro opuestos.

4 (*derecha*) Coloque la mano derecha entre las paletillas de su pareja y la izquierda en la base de la columna. Presione con la base de las manos hacia fuera para estirar la espalda de su compañero. Si puede, presione suavemente las nalgas de la pareja hacia sus talones.

112

descargador
de la tensión
consolidador
ayude a desenmarañar la tensión
con este relajante ejercicio de yoga

prolongador
de la espalda
alargador

disipe las preocupaciones con este intenso estiramiento

1 Siéntense en el suelo uno frente a otro, con la columna lo más recta posible y las piernas muy separadas. Junte las plantas de los pies con las de su compañero. Extiendan los brazos y sujétense las manos. Puede que tengan que echarse hacia delante; si es así, flexionen las caderas, pero mantengan la espalda absolutamente recta.

2 (*izquierda*) Alargue los dedos hacia el antebrazo de la pareja para sujetarse ambos por las muñecas. Inspire y, a medida que espira, échese atrás lentamente con la espalda recta, tirando así hacia delante de su compañero (también con la espalda recta). Tenga cuidado de no tensionar las caderas, rodillas o la espalda de la pareja. Si pueden, mantengan la posición hasta contar hasta diez.

3 Vuelvan a la posición central haciendo ambos fuerza con los abdominales. A continuación será su pareja quien se eche hacia atrás y, de esta manera, asuma el papel inverso y le estire la espalda. Es importante mantener la espalda recta durante todo el estiramiento, así que déjese estirar mientras le resulte cómodo. Si puede, cuente hasta diez.

4 Continúen invirtiendo papeles hasta haberse estirado mutuamente cinco veces, llegando cada vez un poco más lejos pero manteniendo la espalda recta. Si ambos son flexibles quizá tengan que sujetarse los brazos cada vez más arriba para poder aumentar el estiramiento.

1 Pida a su pareja que se tumbe en el suelo con la cabeza apoyada en una almohada y los ojos cerrados. Cubra su cuerpo, del cuello hacia abajo, con una sábana… así se mantendrá caliente cuando la temperatura corporal empiece a bajar por la relajación. Arrodíllese cómodamente detrás de la cabeza.

2 Empiece pasando las manos entre el cabello de la pareja varias veces, acariciando con los dedos el cuello cabelludo y yendo de la raíz a las puntas. A continuación tome un mechón con el puño y tire de él con suavidad. Repítalo por todo el pelo.

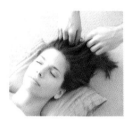

3 Presione con los pulgares desde el centro de la frente hasta el centro de la parte trasera de la cabeza, atravesando la línea media del cuero cabelludo. Repítalo dos veces, empezando cada vez un poco más abajo en la frente. Masajee las orejas con los índices y pulgares, desde los lóbulos hasta los extremos. Repítalo dos veces y cubra brevemente las orejas con las palmas de las manos. Presione a lo largo de las cejas con las yemas de los dedos índices.

4 (*derecha*) Presione suavemente con los pulgares la zona situada justo bajo la nariz y después vaya hacia fuera trazando un recorrido desde debajo de los pómulos hasta las orejas. Repita el recorrido, esta vez empezando justo bajo el labio inferior. A continuación parta de la barbilla y pellizque suavemente la línea de la mandíbula inferior con los índices y pulgares hasta llegar debajo de las orejas.

regenerador
mental
renovador

induzca una relajación profunda
con este masaje de *shiatsu*

relajante corporal
reblandecedor

desenrede la tensión de la espalda de su pareja
con este masaje balsámico

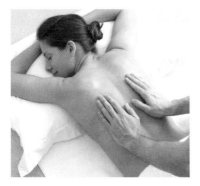 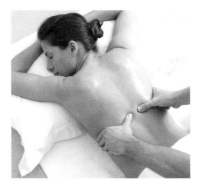

1 Pida a su pareja que se desnude de cintura para arriba y se acueste bocabajo en el suelo, con la cabeza sobre una almohada, girada a un lado y con las manos al nivel de la cabeza. Cubra la mitad inferior del cuerpo con una toalla, desde los pies hasta la parte baja de la columna. Caliente aceite para masaje entre las manos, coloque éstas en los hombros de la pareja y acaricie la espalda.

2 Sitúe los pulgares a ambos lados de la zona lumbar y trace círculos hacia los lados hasta llegar a los hombros. Trabaje los músculos de los hombros con los dedos y arrástrelos luego espalda abajo. Repítalo tres veces. Tras masajear por tercera vez, apriete rítmicamente toda la zona de los hombros alternando las manos.

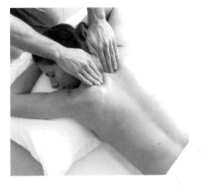 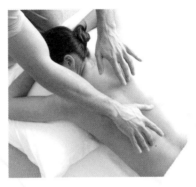

3 Arrodíllese ahora delante de la cabeza de su pareja. Utilizando ambas manos, apriete, trabaje y trace pequeños círculos con cuidado por la zona del cuello y la parte superior de los hombros. Desenrede cualquier nudo de tensión trabajándolo con firmeza, pero pregunte a su compañero si la presión que ejerce le resulta agradable.

4 Alternando las manos, acaricie la espalda desde la zona lumbar hasta el cuello. Cuando una de ellas llegue al cuello, empiece a mover la otra. Apriete menos a cada pasada hasta acabar simplemente rozando la espalda con las yemas de los dedos índices. Cubra la espalda con una toalla y deje que su pareja se relaje.

1 (*derecha*) Siéntense en el suelo, espalda contra espalda, y comprueben que los hombros están relajados. Junten las plantas de los pies al frente y dejen que las rodillas se relajen hacia los lados. Cuanto más cerca estén los talones del cuerpo, más tendrán que trabajar las caderas, así que traten de encontrar una distancia que les resulte cómoda. Sujétense los pies por los tobillos.

2 Respiren profundamente por la nariz, notando cómo el aire llena sus cuerpos, ensancha las costillas y eleva los abdómenes. Céntrense en la respiración uno o dos minutos más. Tras espirar, compriman el ombligo hacia la columna y mantengan los músculos abdominales así durante el resto del ejercicio.

3 Espire e inclínese adelante ligeramente, notando cómo el peso de la pareja desciende espalda abajo. Mantengan, ambos, la cabeza y el cuello en línea con la columna. Inspire y déjese caer hacia atrás a la vez que su compañero se inclina hacia delante. Repítanlo tres veces.

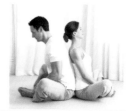

4 Vuelvan a la posición inicial. Comprueben que ambos hombros siguen caídos y que los músculos abdominales de los dos siguen comprimidos. Manténgase así durante un minuto más, respirando profundamente y dejando que las rodillas caigan todo lo posible en dirección al suelo. A continuación júntenlas y relájense.

refuerzo interior
afianzador

mejore la postura y multiplique la confianza interna

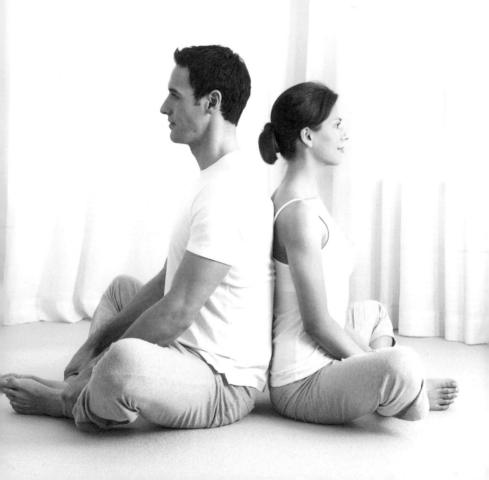

extensor del torso
activador

estire y descargue los músculos del torso de su pareja

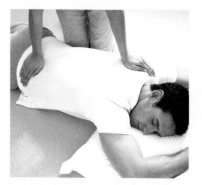 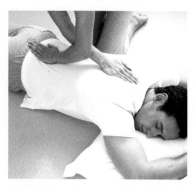

1 Pida a su compañero que se acueste en el suelo bocabajo con la cabeza a un lado y los hombros y la cabeza sobre una almohada. Arrodíllese a su lado izquierdo. Coloque la mano izquierda en su hombro izquierdo y la derecha en su cadera derecha. Presione separando las manos y manténgase así un minuto; después repita el estiramiento con el lado opuesto.

2 Ahora coloque la base de la mano izquierda en el cóccix de su pareja, con los dedos apuntando a las piernas. Sitúe la base de la mano derecha entre las paletillas, apuntando con los dedos a la cabeza. Presione para separar y estirar la columna. Mantenga el estiramiento durante un minuto.

122

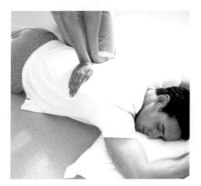 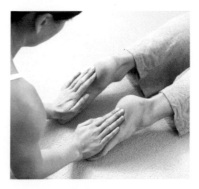

3 Coloque las bases de las manos sobre las paletillas de su compañero, rodeando con los dedos los costados. Presione descargando todo el peso que le resulte cómodo a su pareja. Avance lentamente hacia abajo por ambos lados de la columna, presionando hasta llegar a su base. Prosiga a lo largo de las piernas.

4 Coloque a continuación las manos en sus pies, con las bases apoyadas en la almohadillas de los dedos de los pies y apuntando con los dedos hacia los talones. Presione suavemente con las manos las plantas de los pies. Cubra con una sábana a su pareja y deje que descanse durante unos minutos.

EXTENSOR DEL TORSO

secuencias diarias

Si alguna vez dispone de un poco más de tiempo pruebe a practicar secuencias antiestrés más largas. Los siguientes «menús» de media hora se centran en una única disciplina; los de una hora son una combinación de varias. Puede practicar donde le resulte cómodo.

destensante yoga de media hora	media hora de calmante *chi gung*	media hora de tonificador pilates
22 estiramientos al levantarse	32 anochecer sin estrés	82 movilidad en la espalda
48 en el salón de casa	98 elevador del espíritu	72 descongestión del cuello
40 equilibrio dominical	28 activador para el mediodía	66 en el coche
86 equilibrador corporal	44 antes de salir de noche	78 distensión de hombros
	62 en el parque	30 reanimador para el atardecer
	26 meditación matutina	84 descarga de la zona lumbar

índice

agradecimientos

agradecimientos del editor

La editorial quisiera expresar su agradecimiento a los modelos Serina Curruthers y Stephen Bracken, a la especialista en estilismo y maquillaje Tinks Reding y al asistente de fotografía Adam Giles.